NOUVELLES RECHERCHES

SUR L'EAU NATURELLE

DE BARÈGES.

NOUVELLES RECHERCHES

SUR L'EAU NATURELLE

DE BARÈGES

ET SUR

L'HYDROSULFATE DE SOUDE,

EXÉCUTÉES DANS LE BUT DE PERFECTIONNER LA PRÉPARATION DES EAUX SULFUREUSES ARTIFICIELLES DANS L'ÉTABLISSEMENT DU GROS-CAILLOU ;

PAR FÉLIX BOUDET.

(Extrait du Journal de Pharmacie, n°. II, 1832.)

Le soufre, l'un de nos plus anciens médicamens, est aussi du petit nombre de ceux qui ont résisté à toutes les vicissitudes de la médecine. Les guérisons importantes dont il est devenu l'instrument ont souvent attiré l'attention sur lui, et il a été l'objet de nombreuses observations de la part des médecins qui l'ont administré sous des formes très-variées. Parmi les combinaisons dans lesquelles on l'a fait entrer, il en est une qui domine les autres par l'étendue de ses usages et les heureux résultats qu'elle a produits, je veux parler des foies de soufre ou sulfures alcalins. Long-temps ces composés furent usités en médecine, avant que l'on connût leurs rapports intimes avec les eaux hépatiques ou sulfureuses que la nature offre en abondance dans plusieurs contrées du globe. Plus long-temps encore ces eaux sulfureuses, dont les Romains savaient déjà si bien tirer avantage, rendirent de grands services à l'art de guérir sans que l'on eût l'idée de leur composition chimique. Mais enfin les lumières toujours croissantes de la chimie devaient éclairer aussi cette partie intéressante de la géologie. Plusieurs chimistes, parmi lesquels se distinguent Bayen et Fourcroy, s'appliquèrent à l'étude des eaux sulfureuses et les soumirent à des expériences multipliées. Dès lors il fut démontré qu'il existait une grande analogie entre les sulfures alcalins et les élémens caractéristiques des eaux sulfureuses. Cette découverte ne contribua pas peu à rehausser l'importance médicale des sulfures alcalins, et l'idée ne tarda pas à naître de reproduire artificiellement des eaux sulfureuses. Le premier établissement où l'on entreprit de les imiter est celui de Tivoli où, dès le commencement de ce siècle, MM. Tryaire et Jurine composèrent des préparations sulfureuses pour boisson et pour bains. Mais à l'époque où ces messieurs établirent leurs formules, les chimistes n'admettaient en général dans les eaux hépatiques que l'hydrogène sulfuré à l'état de gaz libre, tandis que d'après des recherches modernes, et surtout celles de MM. Anglada et Henry fils, il y existe presque toujours en combinaison avec diverses bases salifiables. Aussi ces formules furent-elles entachées de cette erreur et n'eurent-elles d'autre but que de fournir des liqueurs chargées d'hydrogène sulfuré. A cette inexactitude capitale dans le but de la préparation se joignait, dans les liqueurs pour bains, composées à Tivoli, des défauts que MM. Planche et Boullay ne manquèrent pas de signaler en 1809, et qu'ils corrigèrent dans leurs nouvelles formules autant que le permettaient alors et l'état de la science, et la connaissance imparfaite de la composition des eaux sulfureuses.

Bien supérieures en effet aux préparations de Tivoli, où l'on prétendait reproduire les bains de Barèges avec les sulfures de potasse et de chaux que la nature n'y présentait point, celles de MM. Planche et Boullay, composées, il est vrai, sous l'influence de l'opinion du temps, fournissaient de l'hydrogène sulfuré libre, mais il était dégagé du sulfure de soude par l'acide hydrochlorique, et il restait en dissolution dans l'eau du bain une certaine quantité de ce même sulfure qui touche de bien près à l'hydrosulfate que les récens travaux de M. Anglada ont fait reconnaître pour l'ingrédient essentiel de la plupart des eaux naturelles.

Ainsi ces préparations, qui dès qu'elles parurent furent généralement adoptées, et qui depuis ce temps ont servi exclusivement à l'imitation des bains de Barèges dans l'établissement du Gros-Caillou, se rapprochaient de la nature autant que le comportaient les idées de l'époque. Elles ont rendu de grands et nombreux services, et je ne doute pas qu'elles soient appelées à en rendre encore à l'avenir. Mais, il faut l'avouer, elles ne fournissaient pas une copie fidèle des eaux de Barèges, car ces eaux étaient mal connues et sont restées mal connues jusqu'à ces dernières années. Les eaux sulfureuses sont si altérables dans leur composition, cette composition elle-même est si compliquée, enfin les phénomènes qu'elles présentent sont si nombreux et si singuliers, que plusieurs chimistes habiles en ont commencé l'étude sans pouvoir la compléter, et qu'il a fallu pour accomplir cette tâche difficile, qu'il se trouvât auprès des sources même un observateur assez consciencieux et assez dévoué aux progrès de la science pour se livrer, pendant plusieurs années, à de longues et pénibles recherches sur ce sujet. C'était à M. Anglada qu'il appartenait de résoudre la question, si long-temps débattue, de la nature des eaux sulfureuses.

Je ne me propose pas ici de reproduire ses travaux publiés depuis plusieurs années. (D'ailleurs on peut consulter, dans le *Journal de Pharmacie* (1), l'extrait que j'en ai présenté et les considérations (2) générales sur les eaux minérales naturelles et artificielles dont j'ai cru devoir le faire suivre.) Mon seul but est de revenir sur les conséquences de ces travaux et de faire ressortir la perfection qu'ils permettent d'atteindre dans l'imitation des eaux sulfureuses naturelles.

Jusqu'ici, comme on l'a vu, regardant l'hydrogène sulfuré libre comme le principe actif de ces eaux et de celles de Barèges en particulier, on s'était borné pour les reproduire à préparer des solutions de ce gaz en proportions déterminées. Aujourd'hui que les recherches de M. Anglada ont démontré rigoureusement que, dans la plupart de ces eaux, ce gaz est uni à la soude dans les proportions d'un sel neutre, c'est l'hydrosulfate neutre de soude qu'on doit employer pour leur reproduction artificielle.

Ce sel, décrit successivement par Berthollet et Vauquelin il y a environ trente ans, fut connu alors sous le nom d'hydrosulfure de soude. Dès cette époque aussi les mêmes observateurs ont signalé sa saveur particulière, sa solubilité dans l'alcool, dans l'eau et plusieurs autres de ses propriétés. Mais, n'ayant été jusqu'ici d'aucun usage important, les chimistes ont eu rarement occasion de le préparer. De là vient sans doute qu'il s'est glissé

---

(1) Journal de Pharmacie, juin 1831, pag. 316.
(2) *Idem*, juillet 1831, pag. 365.

dans son histoire quelques erreurs que je dois indiquer
ici, en m'autorisant des expériences de M. Anglada,
je me suis occupé de répéter et d'étendre.

Les hydrosulfates sont si peu connus que l'on voit
MM. Henry et Guibourt, dans leur Pharmacopée rai-
sonnée, désespérer en quelque sorte de pouvoir intro-
duire directement en dose déterminée les hydrosulfates
de soude, de chaux et de magnésie, dans les eaux minérales artificielles.

D'un autre côté, d'après M. Thenard, l'hydrosulfate de
soude cristallisé décrit par Vauquelin serait un véri-
table bi-hydrosulfate (ou hydrosulfate neutre d'après
l'ancienne nomenclature), et sa dissolution aqueuse
perdrait la moitié de son acide sous l'influence de la
chaleur, et passerait à l'état de sel neutre (ou sous-sel
d'autrefois); tandis qu'il a été prouvé par M. Anglada
que le bi-hydrosulfate de soude est incristallisable, et
que c'est ce sel incristallisable qui possède seul la pro-
priété de perdre la moitié de son acide sous l'influence
de la chaleur, et de passer à l'état de sel neutre cristal-
lisable dont la dissolution aqueuse peut supporter la
température de l'ébullition sans se décomposer.

D'autre part enfin, M. Dumas, dans son Traité (1),
indique pour obtenir l'hydrosulfate de sulfure de sodium
ou le bi-hydrosulfate de soude, le même procédé qui,
d'après les observations de M. Anglada et les miennes
ne peut fournir qu'un simple hydrosulfate correspondant
au sulfure obtenu de la décomposition du sulfate, et
formé d'un atome de base et d'un atome d'acide.

Cet exposé rapide suffit, je crois, pour prouver qu'il
régnait encore de l'incertitude dans l'histoire de l'hydro-

---

(1) Voyez Traité de Chimie appliquée aux arts, 2ᵉ. vol., pag. 286
et 3ɪo.

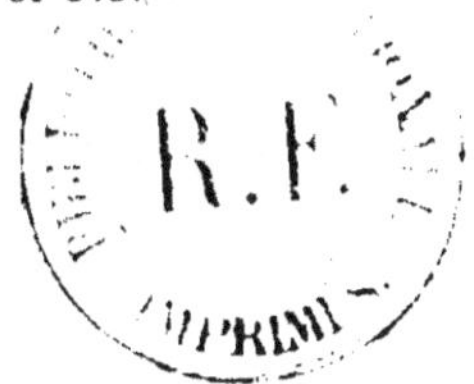

8

sulfate de soude, et qu'il réclamait un nouvel examen.

M. Anglada établit dans son ouvrage qu'en faisant passer de l'hydrogène sulfuré à travers une dissolution de soude caustique assez concentrée pour cristalliser spontanément dès qu'elle s'est combinée avec une proportion convenable de gaz, il a obtenu un hydrosulfate absolument identique avec celui des eaux sulfureuses qu'il a étudiées L'analyse de ce même sel pris à l'état cristallin lui a fourni :

Soude.	27,8
Acide hydrosulfurique.	14,4
Eau.	57,8
	100,0

Curieux de répéter ces expériences dans le but d'en appliquer les résultats à perfectionner la préparation des eaux minérales artificielles dans l'établissement du Gros-Caillou, j'ai fait de l'hydrosulfate de soude et je l'ai soumis à une nouvelle analyse dans l'espoir de mettre un terme à l'incertitude, qui me semblait résulter à son égard des opinions contradictoires de MM. Thenard et Dumas d'une part, et de M. Anglada de l'autre.

Un gramme de ce sel séché dans du papier joseph (mais imparfaitement à cause de sa déliquescence et de l'eau interposée dans les groupes de cristaux), a été traité par le nitrate d'argent. Il m'a donné : sulfure d'argent 0^{gr},994 qui représentent 0^{gr},129 de soufre.

Un second gramme du même sel transformé en sulfate par l'acide sulfurique, et calciné convenablement, m'a donné 0^{gr},580 de sulfate de soude sec, qui représente 0^{gr},254 de soude ou 0,189 de sodium. Or si l'on examine la composition du proto-sulfure de sodium.

Sodium 1 atome. 290,92
Soufre 1 atome. 201,16

Sulfure de sodium 1 atome. . . . 492,08

on voit que les 0,129 de soufre fournis par la première analyse devraient se combiner avec 0,186 de sodium pour former un proto-sulfure.

D'un autre côté les 0,189 de sodium, donnés par la seconde analyse, devraient s'unir à 0^{gr},130 de soufre ; on juge par ces résultats que le sel examiné est véritablement un sulfure simple formé d'un atome de soufre et d'un atome de sodium, ou un hydrosulfate neutre dont la formule est : $\dot{S}o\,H^2S$ et le poids atomique 604,56, de sorte qu'on peut exprimer sa composition comme il suit,

			ou pour 100.	
Soude.	390,92	1 atome	Soude.	64,65
Acide hydrosulfurique.	213,64	1 atome	Acide hydr. . .	35,35
Hydrosulfate sec. . . .	604,56	1 atome	Hydrosulfate sec. .	100,00

Pour déterminer la quantité d'eau combinée avec l'hydrosulfate sec dans les cristaux dont il s'agit, il restait à soustraire le poids de l'hydrosulfate indiqué par la seconde analyse, qui est la plus exacte, du poids du sel employé ; c'est-à-dire à retrancher de 1 gramme 0^{gr},3916, ce qui donne 0,6084 d'eau. Mettant ces deux nombres en proportion avec le poids atomique de l'hydrosulfate de soude sec, j'obtiens 939,3 pour le poids de l'eau contenue dans 1 atome de cet hydrosulfate cristallisé. Ce nombre correspond à 8 atomes 35 d'eau ; mais faisant attention que les poids de soufre et de sodium que j'ai obtenus dans mes deux analyses s'accordent trop parfaitement pour que cette fraction d'atome d'eau puisse dépendre d'une erreur d'observation, remarquant d'ailleurs qu'elle peut très-bien être attribuée à l'humidité, dont j'ai dit n'avoir pas pu dépouiller complétement le sel , j'admets 8 atomes d'eau dans l'hydrosulfate de soude cristallisé, dont la formule et le poids atomique sont les suivans.

$$\dot{S}o\,H^2S \quad \ldots\ldots\quad 6o4,56 \quad \ldots\ldots\quad 4o,20$$
$$8\,A\,q \quad \ldots\ldots\quad 8_{99},84 \quad \ldots\ldots\quad 5_9,8o$$
$$\dot{S}o\,H^2S+8\,A\,q. \quad 15o4,4o \quad \ldots\ldots\quad 100,00$$

Ou si l'on n'admet pas l'existence des hydrosulfates,

$$S\,o\,S^2 \ldots\ldots\ldots\ldots\ldots 4_{92},08$$
$$9\,A\,q \ldots\ldots\ldots\ldots\ldots 1012,3_2$$
$$S\,o\,S+9\,A\,q. \ldots\ldots\ldots 15o4,4o$$

Je dois ajouter ici qu'ayant exposé des cristaux d'hydrosulfate de soude sous une cloche pleine d'air desséché par l'acide sulfurique, ces cristaux se sont effleuris et ont perdu sensiblement la moitié de leur eau, c'est-à-dire 4 atomes, sans qu'il m'ait été possible de leur en faire perdre davantage en prolongeant beaucoup leur séjour sous la cloche. Cette observation semble indiquer deux combinaisons définies d'eau et d'hydrosulfate sec. Pendant cette opération il s'est formé un peu d'hyposulfite, mais je ne pense pas que cette circonstance ait pu altérer le résultat.

J'ai essayé plusieurs procédés pour préparer cet hydrosulfate, et je me suis assuré que le moyen le plus sûr de l'obtenir dans un état de pureté absolue, consiste à faire passer lentement à travers de la lessive de soude pure, marquant 36° à l'aréomètre, du gaz hydrosulfurique dégagé du sulfure de fer par l'acide sulfurique. L'opération une fois commencée continue d'elle-même, la liqueur alcaline augmente de volume et

au bout d'un temps plus ou moins long cristallise spontanément.

D'après ce qui précéde et les considérations générales
que j'ai présentées au mois de juillet 1831 , dans le *Journal de Pharmacie*, il me semble que l'imitation fidèle
des eaux sulfureuses naturelles ne doit plus présenter
aucune difficulté, en admettant qu'une analyse exacte ait
déterminé la nature et les proportions de leurs principes
constituans.

Voyons si cette donnée, indispensable pour la solution
du problème qui fait l'objet de cette discussion, est aussi
complète que la première, et bornons-nous à examiner
sous ce rapport l'eau de Barèges qui, de toutes les eaux
sulfureuses naturelles ou artificielles, est sans contredit
la plus employée et même à peu près la seule dont on
se soit attaché à reproduire les bains.

L'eau de Barèges a été successivement étudiée par
plusieurs observateurs, parmi lesquels MM. Borgella et
Anglada sont ceux dont les résultats paraissent mériter le
plus de confiance. D'après leurs recherches on peut établir
que cette eau ne contient guères que trois sels, savoir,
de l'hydrosulfate, du carbonate et de l'hydrochlorate
de soude; mais personne n'a constaté les proportions
relatives de l'eau et de ces sels. Il en est résulté que c'est
seulement sur des aperçus, soigneusement discutés, il est
vrai, mais, je dois le dire, sur des aperçus seulement,
que se sont fondés les auteurs des formules d'eau artificielles de Barèges pour boisson et de préparations pour
bains. Aussi, malgré toute leur sagacité, devait-il rester
dans les esprits quelques doutes sur le dosage des élémens de ces eaux ; je vais montrer bientôt que ces doutes
n'étaient pas sans fondement et qu'ainsi les formules du
Codex et par suite celles (1) que j'ai proposé dernière-

______

(1) Journal de Pharmacie, juillet 1831, page 365

ment de leur substituer, et qui n'en sont que la transformation, présentent des proportions trop élevées de matières salines.

Frappé de l'insuffisance des données analytiques publiées jusqu'ici sur les eaux de Barèges, pour imprimer à leur imitation une exactitude satisfaisante sous tous les rapports, j'ai cherché à remplir immédiatement cette lacune et j'espère avoir atteint mon but avec une précision suffisante.

Remarquant, d'après l'analyse de M. Borgella, que les sels signalés dans l'eau de Barèges ont tous trois la soude pour base commune, il m'est devenu facile de déterminer la quantité de cet alcali que renferme un poids donné de cette eau.

758 grammes ou 24 onces 3 gros d'eau naturelle de Barèges reçue dans une bouteille soigneusement cachetée, ont été évaporés dans une capsule de porcelaine ; les sels qu'ils renfermaient, transformés en sulfate par quelques gouttes d'acide sulfurique et calcinés convenablement dans le platine, ont laissé un résidu pesant $0^{gr},190$, et formé de silice accompagné peut-être de quelques traces de matière terreuse. . . . . $0^{gr},037$

Sulfate de soude sec. . . . . $0,153$

De cette donnée précise et fondée sur trois analyses concordantes, j'ai déduit le nombre. $0,067$ qui exprime la quantité de soude contenue dans 758 grammes d'eau de Barèges.

Cette base une fois établie d'une manière rigoureuse, il m'a suffi des renseignemens que j'ai trouvés dans les traités des eaux minérales pour établir comme il suit les proportions relatives des sels qui résultent, dans les eaux de Barèges, de l'union des $0^{gr},067$ de soude avec les acides hydrosulfurique, hydrochlorique et carbonique. Aussi je présente la formule suivante, non pas comme un résulat analytique rigoureux, quant à la répartition de la soude entre les trois acides qui la saturent, mais avec la persuasion qu'elle donne une imitation des eaux naturelles capable de satisfaire tous ceux qui ont quelquefois réfléchi sur la composition et la reproduction artificielle des eaux minérales.

	gr.
Eau pure..	1000,000
Carbonate de soude cristallisé.	090
Chlorure de sodium.	015
Hydrosulfate de soude cristallisé.	212

Il résulte de ce travail que l'eau de Barèges (1) naturelle peut être imitée aujourd'hui avec une fidélité complète qui ne laissera plus rien à désirer ni à la conscience du médecin et du pharmacien, ni à la susceptibilité, ni même à l'incrédulité du malade, qui ne sera plus comme autrefois étonné de trouver une différence réelle entre les bains qu'il avait pris à Barèges et ceux qu'on lui présentait comme leur imitation. Loin de là au contraire, en employant la nouvelle eau factice, soit en boisson, soit en bain, il se croira transporté à la source et sera convaincu enfin, je l'espère, que l'art peut, en cette circonstance au moins, imiter la nature.

Ainsi l'importante modification dont il s'agit aura le double avantage de reproduire précisément les propriétés d'une eau minérale dès long-temps rendue célèbre par ses propriétés salutaires, et d'inspirer aux malades une confiance absolue dans son imitation artificielle, qui à la réalité de l'exactitude en joindra toutes les apparences.

Je ne puis terminer ce travail sans rappeler encore l'attention sur les avantages nombreux que promet à la

---

(1) Il en est de même des autres eaux sulfureuses.

médecine l'introduction de l'hydrosulfate de soude dans la matière médicale. Ce sel bien différent, par ses caractères physiques et l'absence de toute couleur dans ses dissolutions, des sulfures de potasse et de soude qui, malgré le dégoût que doivent inspirer leur couleur jaune et leur aspect repoussant, sont si souvent employés contre les maladies de la peau, ce sel pourra, je l'espère, les remplacer dans la plupart de leurs usages, soit en lotions pour le traitement des plaies, des dartres, etc., soit en pommade, soit enfin dans le sirop de foie de soufre qui par là devenant moins désagréable pourra être plus souvent employé désormais.

IMPRIMERIE ET FONDERIE DE FAIN, RUE RACINE N°. 4,
PLACE DE L'ODÉON.